ESSAI

SUR

UNE NOUVELLE MÉTHODE

D'OPÉRER

LA CATARACTE.

IMPRIMERIE LANGE LÉVY ET C.e,
RUE DU CROISSANT, 16.

ESSAI

SUR UNE NOUVELLE MÉTHODE

D'OPÉRER

LA CATARACTE,

Par

LE DOCTEUR S. FURNARI.

« L'habileté du chirurgien consiste autant dans le choix de la méthode que dans l'exécution. »
(MORAND. *Opuscules de chirurgie*.)

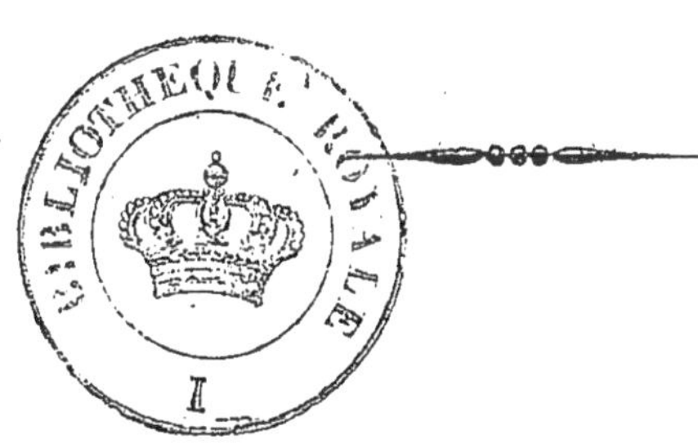

PARIS.
CHEZ MM. CROCHARD ET Ce, LIBRAIRES,
PLACE DE L'ÉCOLE-DE-MÉDECINE, 13.

1839.

ESSAI

SUR UNE NOUVELLE MÉTHODE

D'OPÉRER

LA CATARACTE.

Introduction.

Parmi le grand nombre de méthodes proposées pour l'opération de la cataracte, trois principales sont seules restées dans la science : ce sont la *dépression*, l'*extraction* et la *kératonyxis*.

De ces trois méthodes, la dépression est sans contredit celle qui prévaut aujourd'hui. Les partisans exclusifs de l'extraction diminuent chaque jour ; et la kératonyxis soutenue par le grand nom de Walther, n'est guère employée que dans le cercle étroit des petites universités d'Allemagne où il a professé. Les tentatives faites pour la naturaliser parmi nous n'ont point été favorables à cette méthode, qui restera toujours le partage des hommes timides et maladroits.

Il est bien peu de chirurgiens qui ne se laissent peu à peu entraîner de préférence pour telle ou telle méthode, soit qu'ils procèdent par *tradition*, par *habitude* ou en raison de l'*habileté* qu'ils ont contractée pour tel ou tel autre procédé.

On trouve des exemples de la puissance de la tradition dans l'exactitude religieuse avec laquelle les Wenzel, les Pamard, les Pellier, pratiquent encore aujourd'hui les procédés de leurs ancêtres.

Antoine Dubois qui pratiquait l'extraction avec une grande habileté, et qui malgré cela n'avait que des succès fort incertains, ne put se résoudre à tenter l'abaissement que lorsque Scarpa et Leveillié lui en eurent démontré les avantages *de visu*. Dès lors il fut un fervent apôtre de la méthode qu'il avait dépréciée.

Boyer n'hésitait pas à dire qu'il employait l'extraction, non seulement parce qu'il en avait une plus grande habitude, mais encore parce qu'elle lui fournissait d'heureux résultats. Il faut cependant s'entendre sur ce mot *heureux* qui n'était que relatif au grand nombre de pertes que faisaient les autres partisans de l'extraction, ainsi qu'on peut s'en convaincre en lisant la thèse d'Eccard de Mulbach.

M. Roux lui-même n'accorde-t-il pas la préférence à l'extraction à cause de l'extrême habileté avec laquelle il fait cette opération? Et n'a-t-il pas renoncé à l'abaissement, parce qu'il a eu presque toujours des insuccès? Ainsi, d'après le relevé des cas de cataracte qui se sont présentés à l'Hôtel-Dieu pendant l'année 1836 dans le service de M. Roux (salle Ste-Marthe), il résulte que sur trente-cinq yeux opérés, trente-un le furent par extraction et quatre par abaissement. Sur ces trente-cinq yeux opérés il y en a eu *quatorze* qui ne recouvrèrent point la vue. Les vingt-un autres la recouvrèrent, mais non point tous au même degré. Il y en a eu treize qui virent parfaitement.

Des quatre yeux qui furent opérés par abaissement *aucun ne vit parfaitement*; il y en a eu un qui fut complètement perdu.

Tout ce que nous venons de dire, nous conduit naturellement à manifester notre opinion sur le choix du meilleur procédé pour opérer la cataracte : nous considérons l'abaissement comme méthode *générale* et l'extraction comme méthode d'*exception*. Cette dernière serait bien plus employée sans la foule d'accidens dont elle est suivie; dès l'instant qu'on en diminuera le nombre, on la pratiquera plus souvent; c'est afin d'arriver à ce but que nous proposons un procédé nouveau qui aura tous les avantages de l'extraction sans en avoir les inconvéniens.

DESCRIPTION DES NOUVEAUX INSTRUMENS

ET DU PROCÉDÉ OPÉRATOIRE.

Instrumens.

KÉRATOTOME A DOUBLE LANCE. (Planche 1re, fig. 1re.)

Cet instrument consiste en une lance ordinaire terminée par une autre petite lance de la forme d'une aiguille à cataracte.

La *grande lance* A présente deux faces très minces à leur extrémité et plus volumineuses vers la partie qui correspond à la tige de l'instrument, afin d'empêcher la sortie prématurée de l'humeur aqueuse. Les bords de cette lance sont très tranchans depuis la base jusqu'au sommet qui est séparé de la petite lance par un espace B de trois millimètres et demi de longueur et de deux millimètres de largeur.

La *petite lance* C qui ressemble un peu à l'aiguille de Dupuytren est légèrement courbe et sert à inciser la capsule du cristallin, tandis que la grande lance incise la cornée. (Planche 2e, fig. 1re.)

KYSTOTRITEUR. (Planche 1re, fig. 2e.)

Le kystotriteur est formé d'une pince à double bascule, montée sur un manche légèrement applati D dans lequel sont renfermés les deux points d'appui EE, qui servent mutuellement à fermer la pince.

Les branches FF de cette pince qui sont courbes sur leur

plat, se réunissent au centre de leur longueur par une seule articulation G. A six lignes de distance de cette articulation, il y a une goupille H fixée d'un côté et s'engageant dans l'autre, pour bien maintenir les parties en rapport et empêcher le chevauchement. Deux ressorts II sont placés en dedans pour tenir la pince constamment ouverte. Chacune des branches de la pince est terminée par une cuillère KK légèrement convexe et dentelée sur ses bords; une des cuillères est terminée par une petite griffe qui est reçue dans la contre-partie; le corps des cuillères est percé de petits trous.

La fig. 3 de la planche 1re représente le kystotriteur vu de profil.

Le KYSTOTRITEUR sert à saisir le cristallin et sa capsule à les écraser, et en extraire les fragmens. (Planche 2e, fig. 2e.)

PROCÉDÉ OPÉRATOIRE.

KÉRATOTOMI—KYSTOTRITIE.

Le malade étant couché, position la plus convenable pour la plupart des opérations dans lesquelles il faut ouvrir la cornée, l'œil que l'on ne doit point opérer étant maintenu par un bandage approprié, l'opérateur confie à un aide intelligent l'élévation de la paupière supérieure, tandis qu'il abaisse l'inférieure; de l'autre main, il saisit le *kératotome à double lance* comme une plume à écrire et en présente de plat la lance la plus petite à la cornée, puis il l'enfonce à la partie externe dans son point central à une ligne environ au devant de l'insertion de cette membrane à la sclérotique. L'instrument est poussé en avant dans la direction d'une ligne, qui, partant du point primitivement attaqué, se rendrait au centre de la pupille (Pl. 2, fig. 1re). Quand la petite lance est arrivée à ce point, l'incision pratiquée à la cornée est suffisamment étendue, il ne reste plus qu'à attaquer la face antérieure du cristallin en y pratiquant une incision à zig-zag; on retire alors l'instrument en lui faisant suivre la même direction que celle qu'il avait suivie pour son introduction. Le premier temps de l'opération achevé, on introduit dans l'ouverture que l'on a faite à la cornée le *kystotriteur fermé* que l'on pousse jusqu'au cristallin (Pl. 2, fig. 2). Arrivé à ce point, on laisse ouvrir l'instrument et l'on saisit le corps opaque; la plus légère traction suffit pour le retirer; si la cataracte est *molle* on en extrait tout ce que l'on peut, le restant est broyé sur place par la pression que l'on donne aux mors de la pince. Si le cristallin est *dur*, très volumineux et qu'il trouve de la difficulté à sortir par l'ouverture faite à la cornée, en poussant la pression des pinces au plus haut point, le cristallin sera écrasé, divisé en plusieurs morceaux dont on opérera facilement l'extraction; il serait inutile de chercher les petits fragmens, l'action absorbante de l'humeur aqueuse les détruit en peu de temps. Si l'on aperçoit dans le centre pupillaire quelques fragmens de capsule, il faut les extraire avec soin.

Avant de pratiquer l'opération de la cataracte par la *kératotomi-kystotritie*, il faut tâcher de dilater la pupille par l'extrait alcoolique de belladone.

Dans le cas où le cristallin aurait la tendance à fuir au devant de l'instrument et se jeter dans le corps vitré, il faudrait achever l'opération par la *kératotomi-réclinaison* (méthode égyptienne), et renverser le cristallin dans la chambre postérieure, en ayant soin de le placer autant que possible dans la partie postérieure-externe de l'éponge hyaloïdienne. Le *kistotriteur* étant coudé et courbe sur le plat, se prête facilement à cette dernière manœuvre.

RÉFLEXIONS.

Par la description qui précède, on peut se convaincre de la facilité de l'exécution de notre procédé; il nous reste maintenant à en signaler les avantages; et afin de le faire d'une manière plus méthodique, nous les mettrons en évidence en les comparant aux inconvéniens des autres méthodes d'extraction.

INCONVÉNIENS PROPRES AUX DIFFÉRENTES MÉTHODES D'EXTRACTION CONNUES JUSQU'A CE JOUR.

1° Ouverture de la cornée { incomplète. irrégulière. trop grande. trop petite.

2° Blessures { de l'iris. de la sclérotique. de la conjonctive. de la caroncule. de la peau du grand angle. du sac lacrymal.

3° Décollement de l'iris.
4° Hernie de l'iris.
5° Adhérence vicieuse des rebords de la plaie.
6° Introduction du rebord des paupières dans la solution de continuité.
7° Introduction des larmes dans le globe de l'œil.
8° Sortie prématurée de l'humeur aqueuse.
9° Hémorrhagie.
10° Mouvemens convulsifs de l'œil.
11° Cataractes secondaires.
12° Inflammation.
13° Perte de l'humeur vitrée.

OUVERTURE IRRÉGULIÈRE, TROP GRANDE OU TROP PETITE, DE LA CORNÉE.

Pour peu que l'on ait fait ou vu faire l'extraction de la cataracte, il est aisé de se convaincre que la section de la cornée pêche souvent par sa régularité, ce qui apporte un très grand inconvénient dans la formation de la cicatrice, qui, au lieu d'être unie et linéaire, est souvent frangée et bossolée.

L'excessive largeur de l'incision tout en facilitant la sortie du corps opaque n'en laisse pas moins un inconvénient assez grand, pour fournir à un chirurgien distingué de Genève, M. Maunoir, le sujet d'un mémoire sur la mortification de la cornée et sur la nécessité de faire une petite incision. La gangrène de la cornée produite par la trop grande étendue de la plaie a été observée plusieurs fois par Demours, et par d'autres ophthalmologistes contemporains.

—Dans le procédé que nous proposons, l'incision est toujours uniforme, parce qu'elle est faite par ponction à l'aide d'un couteau pyramidal et coupant exactement des deux côtés; elle n'est jamais trop large, parce que l'instrument n'exerce aucun débridement à droite ou à gauche ; dès l'instant qu'elle donne passage à la pince, elle n'est pas trop petite, puisque celle-ci a pour but principal d'écraser et de broyer le cristallin avant de l'extraire.

BLESSURE DE L'IRIS.

La blessure de l'iris est très fréquente ; de l'aveu même des partisans de M. Roux, cet accident lui arrive très souvent; et en lisant un article publié dernièrement dans la *Revue Médicale*, l'on trouvera la confirmation de ce que nous avançons. C'est presque toujours en terminant le lambeau de la cornée et dans le temps de ponction et de contre-ponction que l'on blesse l'iris, surtout lorsqu'on opère le malade assis : quand on va inciser la capsule, cet accident est tellement fréquent que pour l'éviter Lafaye, Poyet et Bancal employaient des kystotomes cachés.

— En procédant comme nous le faisons, l'on évite toujours l'iris dans le temps de ponction de la cornée, et celle-ci étant accomplie, la petite lame du couteau est à peine parvenue dans la capsule qu'elle l'incise sous l'influence du plus léger mouvement. La contre-ponction n'étant pas nécessaire, on diminue encore les chances de blesser l'iris, ainsi que la sclérotique, la conjonctive, la caroncule, la peau du grand angle et le sac lacrymal.

DÉCOLLEMENT DE L'IRIS.

C'est presque toujours en pressant sur la sclérotique, pour faire fuir le cristallin à travers l'iris, que l'on produit le décollement de cette membrane ; en effet on peut imprimer au corps qu'il s'agit d'expulser une marche directe ; tantôt il se présente de plat, alors il agit sur l'iris en masse, tantôt il s'avance de biais et il accroche l'iris qui forme une poche assez résistante pour engager Marc-Antoine Petit à donner le précepte d'inciser cette poche parallèlement à l'axe du corps.

—Pour nous qui avons l'habitude d'aller charger le cristallin avec la pince, cet accident sera d'autant plus rare, que nous chercherons à extraire le cristallin en différens fragmens.

HERNIE DE L'IRIS.

La hernie de l'iris est toujours consécutive à l'opération ; elle se combine communément avec une trop grande incision de la cornée ; elle est d'autant plus fréquente que l'incision est plus inférieure.

—L'incision que nous pratiquons étant externe, un peu supérieure et d'un petit diamètre, cet accident sera presque toujours évité.

ADHÉRENCE VICIEUSE DES REBORDS DE LA PLAIE.

L'adhérence vicieuse des rebords de la plaie est le résultat du défaut de parallélisme entre les lèvres de la plaie. Cet accident n'arrive que lorsque l'incision est frangée ou trop large. Il n'est pas rare de voir la cicatrisation se faire par l'exsudation d'une matière plastique que se forme dans l'écartement de la plaie ; celle-ci est alors difforme et presque staphylomateuse.

—Rien de semblable ne se présente dans notre procédé : l'incision est étroite et régulière comme celle d'une saignée ; dans vingt-quatre heures la réunion est complète.

INTRODUCTION DU REBORD DES PAUPIÈRES DANS LA SOLUTION DE CONTINUITÉ.

Dans l'incision inférieure de la cornée on est souvent exposé à voir le rebord de la paupière soulever le lambeau de la cornée, à empêcher ainsi son adhérence, ou tout au moins à la rendre difficile.

—Notre procédé est exempt de ce grave accident, 1° parce que par sa position l'incision est à l'abri du rebord palpébral; 2° parce que l'incision n'est jamais entr'ouverte à cause de son petit diamètre.

INTRODUCTION DES LARMES DANS LE GLOBE DE L'OEIL.

L'opération de la cataracte est toujours suivie d'une sécrétion plus ou moins abondante de larmes. Celles-ci s'accumulent le long de la paupière inférieure pour venir rejoindre le syphon lacrymal, et la partie inférieure de la cornée qui a été ouverte se trouve presque toujours en contact avec elles. Leur présence contribue à rendre l'adhérence difficile, souvent même elles enflamment la plaie et s'y introduisent.

— Le simple raisonnement suffit pour prouver que l'incision supérieure-externe se trouve à l'abri de cet accident.

SORTIE PRÉMATURÉE DE L'HUMEUR AQUEUSE.

La sortie prématurée de l'humeur aqueuse est un accident assez grave, puisque dans un grand nombre de circonstances il ne permet pas de continuer l'opération, parce que l'iris s'étant adossé à la face interne de la cornée, on ne peut faire avancer le couteau pour exécuter le temps de la contre-ponction. Il n'est même pas toujours possible d'agrandir l'incision, à moins qu'on ne se serve du kératotome de M. Carron du Villards.

L'évacuation de l'humeur aqueuse est d'autant plus prompte, que l'incision est plus inférieure.

—Au moyen de la modification que nous proposons, l'humeur aqueuse ne s'échappe jamais tout entière : d'abord à cause de l'épaississement de notre instrument qui oblitère la plaie ; ensuite à cause de la position de l'incision.

HÉMORRHAGIES.

Les hémorrhagies consécutives à l'extraction de la cataracte sont toujours dues à la blessure des vaisseaux iriens, ou à l'introduction accidentelle du sang de la conjonctive blessée dans la chambre antérieure. N'importe d'où vient le sang, il fait ici l'office de corps étranger, il se coagule et s'absorbe difficilement ; lorsqu'il est situé dans la chambre postérieure, il peut former une cataracte secondaire grumeuse.

—Nous n'avons pas à redouter cet accident, parce que d'un côté nous ne blessons jamais la conjonctive, et que de l'autre il est très rare d'attaquer l'iris.

MOUVEMENS CONVULSIFS DE L'OEIL.

Les mouvemens convulsifs de l'œil sont souvent le résultat des difficultés que l'on a éprouvées pour pratiquer l'opération. Leur principal danger est d'exposer à vider l'œil. Cet accident est très commun lorsqu'on a pratiqué la kératotomie inférieure.

—Pour nous, nous ne les considérons que comme ayant une médiocre importance, parce que ces mouvemens ne peuvent pas vider l'œil, surtout lorsqu'un pansement convenable a été pratiqué.

CATARACTES SECONDAIRES.

Les cataractes secondaires sont presque toujours formées par une partie ou la totalité de la capsule antérieure du cristallin, qui reste en place et qui apporte ainsi un obstacle à la vision. Cet accident est très fréquent, et il nécessite une opération secondaire ; il est presque toujours dû à la crainte que l'on a d'aller chercher la capsule à travers le trou pupillaire. Cette crainte est légitimée par les mouvemens convulsifs qui se manifestent pendant cette période de l'opération, et qui sont presque toujours suivis de la chute de l'humeur vitrée.

—Nous avons réalisé le vœu de Richter, qui voulait qu'en même temps l'on fît l'extraction du cristallin et de sa capsule. Lorsque nous ne sommes pas assez heureux pour obtenir ce résultat du premier coup, nous avons la facilité d'y revenir sans inconvénient, parce que nous pouvons toujours empêcher la chute de l'humeur vitrée.

INFLAMMATION.

L'inflammation est moins le résultat de la section des tissus que des tiraillemens exercés sur eux par les efforts que l'on fait pour faire sortir le cristallin. C'est surtout dans l'union de l'iris à l'orbicule ciliaire que ces tiraillemens se font le plus sentir, et qu'ils développent plutôt des accidens traumatiques.

Tous nos efforts ont tendu vers l'éloignement de ces tractions; ici, comme dans toute opération de cataracte, il y a des accidens qui se développent sans cause connue, mais rien ne peut les rendre plus graves que dans les autres procédés opératoires.

PERTE DE L'HUMEUR VITRÉE.

La perte abondante ou complète de l'humeur vitrée est un accident formidable et bien plus commun qu'on ne le croit, et qui se joue de tous les calculs faits par Beer, qui évaluait les chances de perte de l'œil par la quantité de l'humeur sortie, et qui est suivie communément de la perte de l'œil. Dans les trente-cinq cas d'opération de cataracte faites par M. le professeur Roux, la sortie complète de l'humeur vitrée eut lieu *cinq fois* (1) : deux fois en taillant le lambeau de la cornée, une fois en introduisant le kystotome, et deux autres fois en pressant sur la paupière pour faire sortir le cristallin.

—Notre procédé se pratiquant toujours le malade placé dans la position horizontale, l'incision étant étroite, supérieure et externe, nos efforts pour faire sortir le cristallin étant presque nuls, nous ne sommes pas exposés à l'accident irréparable que nous venons de signaler.

(1) C'est peut-être parce que les hommes spéciaux ont montré à M. Roux combien il y a d'exagération dans l'emploi exclusif qu'il fait de l'extraction, qui est si malheureuse dans ses mains, que ceux qui se livrent à l'exercice d'une spécialité sont journellement l'objet de ses attaques. Ce travers est poussé si loin, qu'à l'occasion d'un journal nouveau destiné à être la tribune des hommes spéciaux, M. Roux s'est laissé aller à un mouvement de colère poussé jusqu'à l'inconvenance. Eh bien ! que M. Roux nous prouve par des chiffres, comme nous l'avons fait plus haut, que les ophthalmologistes *exclusifs*, sur trente-cinq cas d'opérations de cataracte, vident *cinq fois l'œil*, blessent *plusieurs fois* l'iris et essuyent en sus *quatorze insuccès*, ce qui donne la moitié de perte, plus une notable fraction, et, dès ce moment, nous renoncerons à la pratique exclusive de l'ophthalmologie.

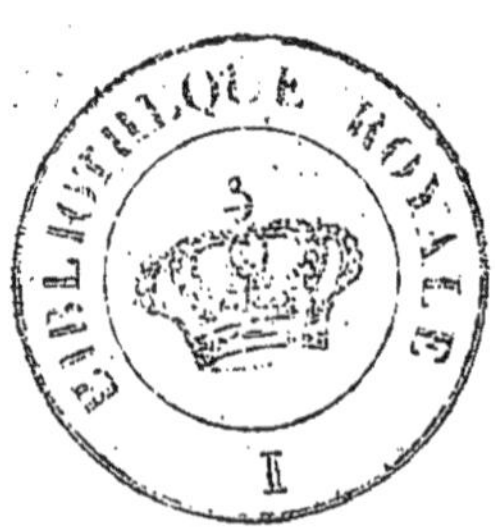

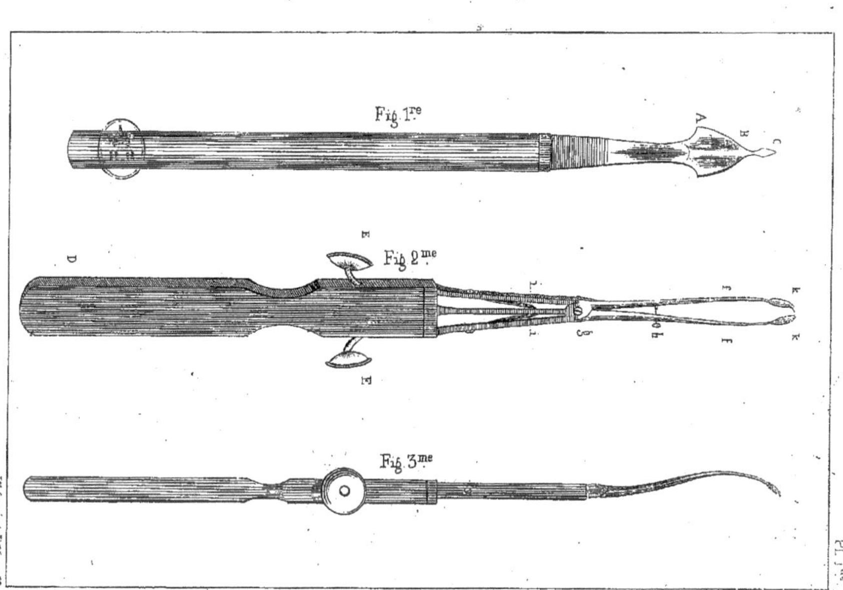
Fig. 1re
Fig. 2me
Fig. 3me
Pl. 1re

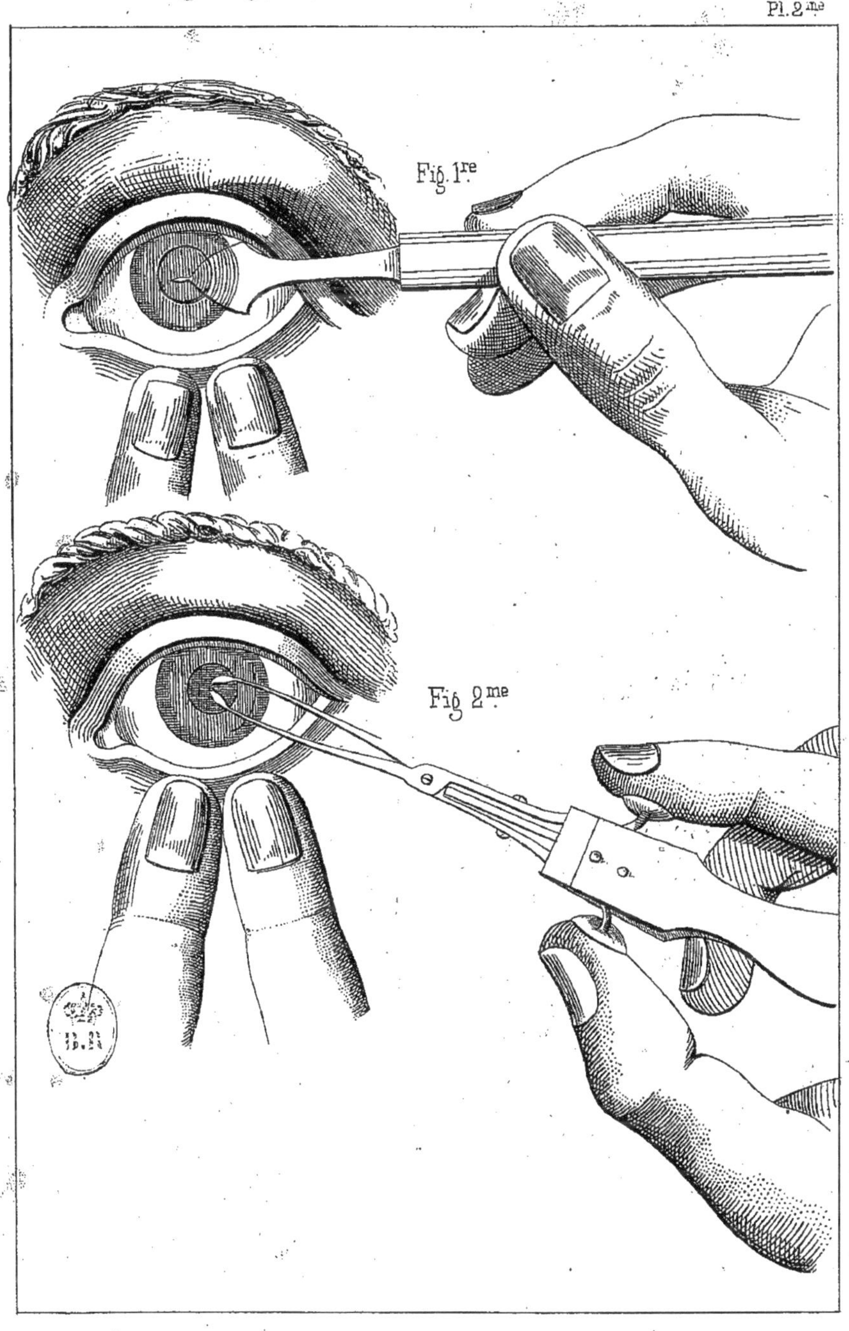
Fig. 1re
Fig. 2me